Pole Dance para Principiantes

Para Fitness y Diversión

Por

Danni Peck

Traducido por

Areaní Moros

i

Introducción al Pole Dance 1

Qué Necesitas para Comenzar a Practicar Pole Dance.................2

Un *pole* ("tubo" o "barra")...2

La ropa importa 3

Aceites y "pole grip" 4

Estiramiento..5

Te sentirás adolorida...6

El Wrap Around 7

Escalada Básica 10

El Giro de Bombero 14

Cómo Hacer Deslizamientos para Principiantes 17

Deslizamiento de espalda o *Backslide* 18

Deslizamiento de Sentadilla 20

Deslizamiento de Conejito...22

Deslizamiento de Zancada o "Lunge".......................................24

Deslizamiento de Hombro..26

Enhebrar la Aguja..28

Movimientos de Transición y cómo hacerlos...................30

Qué son los Movimientos de Transición.................30

Body Wave o La Onda...................32

Backwards Wiggle o Serpentina de espaldas...................33

Pole Wiggles o Serpentina...................34

Hip Circles...................35

Pole Frisking...................36

Puente de rodillas...................38

Puente de hombros...................40

Clock Legs o Piernas de Reloj...................42

Log Roll o Vuelta de Tronco...................44

Giro de Gancho...................46

Martini...................48

Giro de Silla...................50

Giro en Pike...................52

Gancho Atrás...................54

Giro de Gacela o Stag...................56

Escalada de Crucifijo...................58

Introducción al Pole Dance

El *Pole Dance* ("baile de tubo" o "baile de barra") es un ejercicio que ha estado arrasando la nación en los últimos tiempos. Muchos hombres y mujeres cada día practican esta actividad increíble y divertida. Es posible que desees probarlo también pero, al ver algunos de estos movimientos, podrías pensar que no eres capaz de hacerlos.

La verdad es que cualquiera puede aprender a practicar pole dance, y cualquiera puede hacerlo de manera autodidacta. Este libro te guiará a través de todas las técnicas de principiante para aprender a bailar. Para muchos, el aprendizaje del pole dance puede ser bastante aterrador y para algunos, ese miedo podría frenarlos. Pero este libro te mostrará todos los fundamentos exactos que necesitas saber sobre el pole dance, con el fin de realmente dominar este tipo de baile. Ni siquiera necesitas tener experiencia previa de baile, o incluso la fuerza, porque acondicionarás tu cuerpo para hacer esto antes de comenzar.

Ahora, podrías ir a un estudio, pero este libro te llevará a través de todo lo que necesitas saber para dominar algunos de los movimientos para principiantes, con el fin de convertirte en la mejor bailarina de pole dance que puedas ser.

Qué Necesitas para Comenzar a Practicar Pole Dance

Hay algunas cosas que debes tener antes de comenzar tu travesía de pole dance. Este capítulo va a repasar algunas de esas cosas, y por qué son necesarias.

Un *pole* ("tubo" o "barra")

Bueno, necesitas un tubo para bailar *pole*, ¿verdad? Por supuesto, si lo estás haciendo en un estudio, escoge uno que será el que uses siempre. Si estás haciendo esto en casa, conseguir un *pole* portátil es la mejor opción.

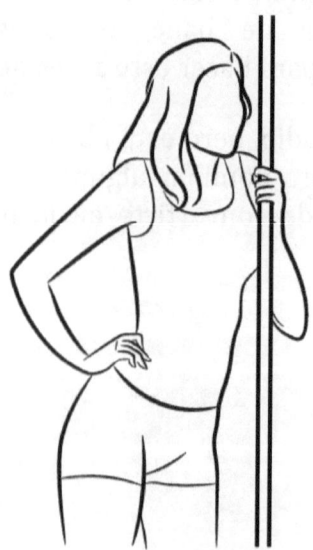

Existen dos tipos: fijo y giratorio. También hay algunos que hacen ambas cosas. Ultimadamente, si deseas aprender técnicas más avanzadas, querrás conseguir uno giratorio, pero para principiantes, usar uno con ambas funciones es ideal. Para movimientos de principiante, se puede utilizar uno fijo, pero requerirá más fuerza directa de torso y brazos, ya que no puede aprovecharse el movimiento del tubo con uno estático.

Ahora, algo MUY importante, que no podría enfatizar demasiado, es que NO compres un tubo barato. Si no quieres comprometerte a esto de inmediato, ubica un lugar que tenga un *pole* que puedas usar, como un estudio de pole dance que ofrezca un baile gratis, o incluso el de una amiga. Típicamente, un buen tubo cuesta cerca de 300 dólares. No deberías comprar uno en una tienda para adultos. ¿Conoces esos videos de fallas de *pole* en Internet? Son causados por un *pole* barato. Recomiendo altamente un "X-pole", ya que esta marca da instrucciones detalladas y también hay videos tutoriales.

Una vez que consigas el tubo, si estás comprando uno en casa, instálalo según las instrucciones. Asegúrate de que esté bien fijado en el techo de tu casa. Si no, se moverá y esto crea un peligro de seguridad que podría lesionarte.

Debes asegurarte de hacerlo en un suelo blando. Una alfombra absorbe gran parte de los golpes Pero si lo haces en una superficie de madera dura, especialmente con algunos de los movimientos más difíciles, trata de acolchonar la parte inferior, especialmente si estás aprendiendo inversiones y giros más difíciles. Caerte de cabeza nunca es divertido, eso es seguro.

Una vez que tengas esa configuración, es hora de la siguiente parte del pole dance, tu vestuario.

La ropa importa

Mucha gente tiene mala impresión del pole dance porque siempre es asociado con strippers. Sí, strippers popularizaron este método de baile, pero cualquiera puede hacerlo hoy en día. Quizás veas a muchas chicas que bailan *pole* prácticamente sin ropa. Esto no es sólo para mostrar sus curvas, aunque algunas podrían hacerlo por esa razón, pero hay algo más importante detrás de esto.

Debes usar ropa que no te cubra mucho. La razón es que la fricción de tu cuerpo es lo que te da agarre al tubo. Si usas mucha ropa, se creará una superficie resbaladiza, y así es como se cae la gente. No uses pantalones a menos que provean agarre al tubo, como venden algunos comercios, y si quieres *leggings* como esos, son agradables de usar. Sin embargo, idealmente deberías usar un sujetador deportivo y algunos *shorts* no muy largos. Por razones de presentación, hay quien usa lencería más fina. También puedes usar bragas o *panties* de algodón, si estás en casa.

En cuanto a zapatos de tacón, puedes usarlos. A menudo es un medio para sentirse más sexy, y a algunas les gusta la altura extra que les da, y además casi obliga a apuntar los dedos de los pies ("hacer punta de pie"). Pero no es necesario. Puedes hacerlo descalza para ayudar con el agarre en primer lugar, especialmente al aprender nuevos movimientos.

No trates de sobrevestirte para esto. Es una gran manera de ayudar a sentirte cómoda en tu cuerpo también. Si has estado sintiendo que no te ves lo suficientemente bien, no te preocupes por eso. Recuerda: estás haciendo esto para ti misma.

Aceites y "pole grip"

Antes de comenzar la práctica no debes usar lociones. En pocas palabras, el tubo se pondrá aceitoso y podrías resbalar y caer. Si tiendes a usar lociones, omite los días que vas al *pole*, y así evitarás este riesgo potencial.

Existe un producto llamado *"pole grip"*. Tal vez no lo necesites de inmediato, ya que podría ser costoso, pero al aplicarlo y frotarlo en tu piel, crea una superficie de agarre para las partes donde se aplica. Esto es genial para cuando comienzas a trabajar movimientos más complejos y tiendes a sudar mucho. Te ayudará a mantener el agarre. Puedes comprarlo en Amazon si lo deseas. Un frasco pequeño cuesta unos 12 dólares, pero dura mucho tiempo.

Estiramiento

Recuerda que el pole dance es como cualquier otra forma de ejercicio, ya que necesitas estirar tu cuerpo. Esto también es importante para más adelante cuando intentes hacer algunos de los movimientos más complejos, ya que una pierna apretada podría ser la diferencia entre lograr el movimiento o no. Un ligero estiramiento y calentamiento te ayudará. Puedes tocarte la punta de los pies, estirar los brazos tirando de ellos desde el codo, e incluso hacer rotaciones de cuello y hombros para aflojar los músculos. También puedes tirar de tu pierna hacia tu trasero sosteniendo el tobillo, para estirar bien los tendones. Obviamente el estiramiento no se limita a eso, pero idealmente debes estirarte un poco antes de comenzar.

Una parte a estirar también son tus manos. Muchos bailarines olvidan esta parte, pero es esencial estirar las muñecas y las manos. Puedes hacer esto entrelazando tus dedos, con las palmas hacia fuera, y manteniendo la presión unos segundos. Debes sentir un estiramiento en el área de la muñeca. Esto hará que el agarre al tubo sea mucho mejor.

Como parte del calentamiento, algunos realizan movimientos de principiante antes de abordar aquellos más avanzados. Para el propósito de este libro para principiantes, sólo tendrás que hacer estos estiramientos antes de aprender lo básico.

Te sentirás adolorida

A manera de advertencia, aunque es algo bien sabido, una vez que empieces a practicar pole dance, vas a sentir dolor. Muchas de las personas no se sienten así de adoloridas ni siquiera cuando están en forma. Ejercitas partes de tu cuerpo que no acostumbras, y te saldrán algunos moretones bastante feos. Asegúrate de entrar a esto sabiendo que probablemente te arrepentirás de todo al día siguiente. Sólo recuerda, las ganancias y habilidades valen la pena todo el dolor, y aunque podría doler mucho inicialmente, una vez que te acostumbras y empiezas a acondicionar el área, se pone más fácil.

Tener en cuenta estos consejos antes de comenzar te permitirá una experiencia segura y divertida de pole dance.

El Wrap Around

Este es el primer movimiento que aprenderás cuando empieces a practicar pole dance. Este capítulo explicará cómo se hace de manera concisa y exacta.

Para comenzar, ubícate detrás del tubo, con el interior de tu pie dominante en el extremo más cercano a él. Si eres diestra, sería el derecho y zurda, el izquierdo. Agarra el tubo con tu mano dominante, justo donde está tu cabeza. Deja que tu brazo se estire un poco para que puedas sentir el peso de tu cuerpo casi colgando del tubo.

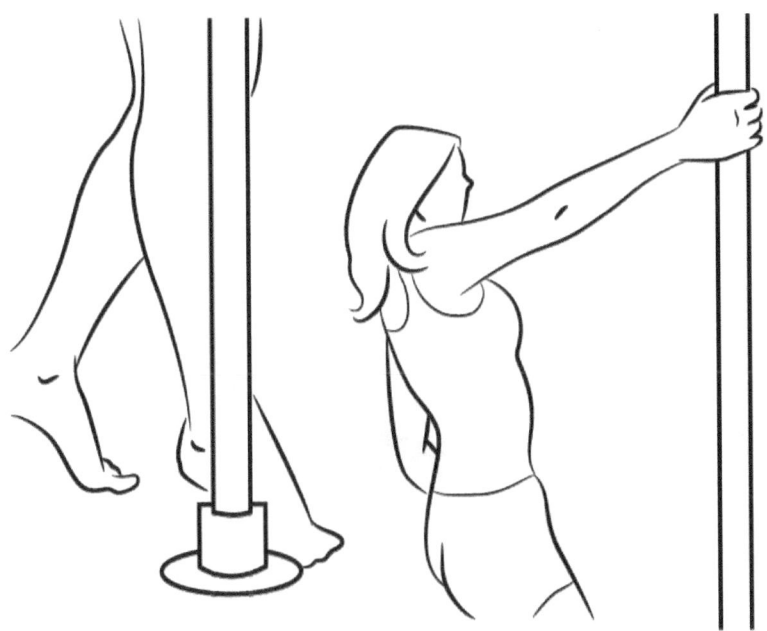

Ahora, manteniendo recta tu pierna exterior, la que no está más cerca del tubo, gira hacia afuera y realiza el círculo completo alrededor del tubo. Sentirás tu pie interior comenzar a girar sobre su eje en este momento también. Al hacer esto, debes tener la rodilla doblada ligeramente y no de piernas rectas, ya que esto hará que se vea mucho más elegante. Debes esforzarte también para mantener los dedos de tus pies en punta.

A continuación, comienza a enganchar el área del tubo con tu pie dominante. Para hacer esto, debes ubicar tu pie exterior detrás del otro pie. Apoya tu peso sobre el pie trasero, permitiéndote enganchar tu pierna dominante alrededor del área delantera del tubo, con el agarre justo detrás de la rodilla (lo que se llama "corva").

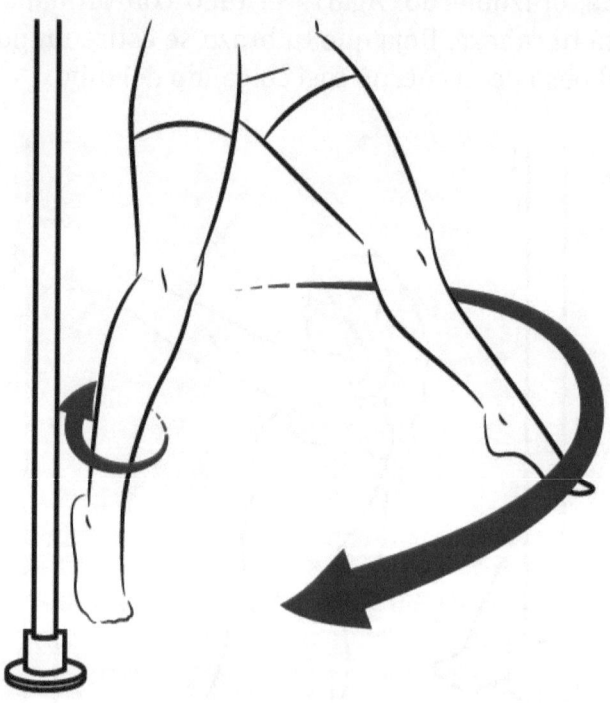

Ahora para terminar este movimiento, y para que se vea sexy, arquea la parte superior de tu cuerpo hacia atrás, poniendo tu mano en el tubo a nivel del pecho, con el fin de crear un mejor arco. Ahora, para ayudar a mejorar tu flexibilidad, arquéate hasta donde te sientas cómoda, teniendo la mayor parte del peso y el agarre en la pierna y la mano alrededor del tubo. Mantén la posición, e incluso sentirás un pequeño estiramiento. Este es un movimiento de principiante divertido y sexy para aquellos que buscan probar algo diferente.

A continuación, puedes bajar tu pierna y volver a la postura recta. Luego, debes mantener el agarre en el tubo para comenzar el siguiente movimiento. Este es un gran movimiento de transición hacia otros más difíciles, pero también es excelente para principiantes.

Escalada Básica

El pole dance se conoce a menudo por dos tipos de movimientos: giros y escaladas. Afortunadamente, los principiantes pueden hacerlos también. Este capítulo explicará cómo se puede hacer la escalada básica, lo que te permitirá finalmente despegarte del suelo y subir al tubo.

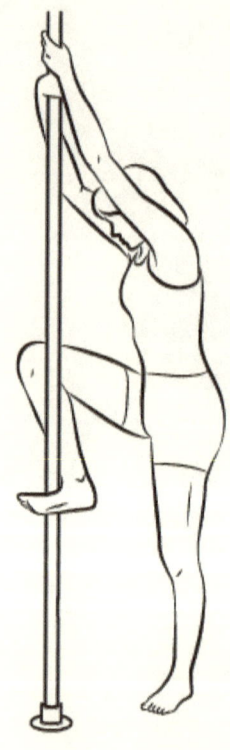

Lo primero a aprender, es que puede ser un poco atemorizante. Cuando una persona está aprendiendo pole dance, alejarse del piso puede producirle ansiedad. Incluso una simple escalada como ésta puede ser aterradora. Solía tener miedo a elevarme del suelo. Pero recuerda, la práctica hace la perfección, y este es uno de los movimientos a los que puede tomar un tiempo acostumbrarse, pero tu ansiedad disminuirá al continuar intentándolo y podrás dominarlo.

Para empezar, ubica tu cuerpo directamente frente al tubo. Debes estar a unos 30 centímetros de distancia de él. A continuación agarra el tubo, con tu mano dominante primero.

Desde allí, lleva tu pierna dominante hasta el tubo, mientras mantienes el agarre. Engancha tu pie alrededor de él, flexionándolo ligeramente. Tu rodilla debe estar al otro lado de donde está tu pie. Debes sentir que casi se ancla allí, que es lo que necesitas para impulsarte. Si no, te caerás, así que asegúrate de hacerlo firmemente antes de pasar a la siguiente parte.

Una vez que tengas el anclaje allí, debes tirar de ti misma hacia arriba usando tus manos, ubicando la pierna que todavía tienes en el suelo detrás de tu otra pierna. Coloca la rodilla de la pierna que acabas de levantar en el otro lado del tubo, lo que te permite tener un agarre allí con las rodillas. Haciendo esto, has creado una plataforma con tus piernas para comenzar a subir el tubo, que es lo que haremos más adelante. Puede parecerte extraño por un segundo, porque estás sosteniendo tu cuerpo hacia arriba, y aquí es donde actúa el entrenamiento de fuerza. Haciendo esto más y más, podrás trepar con facilidad, hasta que sea algo natural para ti.

A continuación, puedes subir tus manos unos 30cm. por el tubo, para enderezar tus brazos. Ahora utilizarás tus abdominales con el fin de subir las rodillas 30cm, manteniéndolas dobladas para no perder el agarre. No debes usar los pies, sino tus abdominales y el agarre de tus piernas para impulsarte.

Una vez que hayas hecho la escalada, sin embargo, puedes inclinar tu cuerpo un poco, sosteniendo el tubo con los músculos de tus piernas y enderezándolas mientras continúas subiendo por él. Para subir más alto, básicamente continúas haciendo esto hasta que alcances un nivel cómodo. Sin duda sentirás el entrenamiento, e incluso puedes mantenerte allí durante un minuto para sentirlo más. Si le temes a las alturas, escalar el tubo sólo un poco a la vez hace maravillas, y será mucho más fácil y menos atemorizante para ti.

Ahora, para bajar, puedes deslizarte hacia abajo aflojando un poco el agarre, o puedes agarrar el tubo con las manos, liberando las piernas por un segundo y poniéndolas delante de tu cuerpo mientras bajas caderas y piernas hacia el suelo. También debes mover las manos, para ayudarte a descender. Toma un poco de tiempo acostumbrarse, pero una vez que lo domines, te verás aún mejor.

Esta escalada es una gran manera de comenzar a aprender algunas de las acciones más complicadas. Para muchos, toma un poco acostumbrarse, y puede ser aterrador, pero al aprenderlo, pronto serás toda una maestra.

El Giro de Bombero

Este es el giro más básico para aprender, pero es muy sexy y dominarlo puede sin duda ayudarte a lucir aún mejor, y te permitirá intentar giros y movimientos más complejos.

Para comenzar necesitas aferrar el tubo con tus manos. Debes estar de pie junto al tubo, de modo que esté más cerca de tu lado menos fuerte. Agárralo como como un bate de béisbol, pero con una separación de unos 30cm. La mano que está más cerca del tubo debe estar en la parte superior y la mano exterior, por debajo de ésta. Mantén la mano inferior a nivel de tus ojos, pero tu otra mano debe estar sobre tu cabeza.

Ahora da un paso con el pie cercano al tubo y lleva la pierna que está afuera, alrededor de éste. Así obtendrás impulso y sentirás que tu cuerpo comienza a acelerar, lo suficiente como para moverse por el área del tubo. Lo mejor es comenzar con el tubo estático, si es posible, para que no se mueva demasiado rápido y acabes mareándote.

Después, con el impulso que traes, presiona el antebrazo contra el tubo de modo que tus brazos estén sosteniendo el peso entero de tu cuerpo por un segundo. Desde allí, impúlsate y salta desde el pie interior y luego toma el tubo con las dos rodillas. Debes asegurarte de que estás agarrando bien el tubo, de modo que no resbales hacia abajo en este punto.

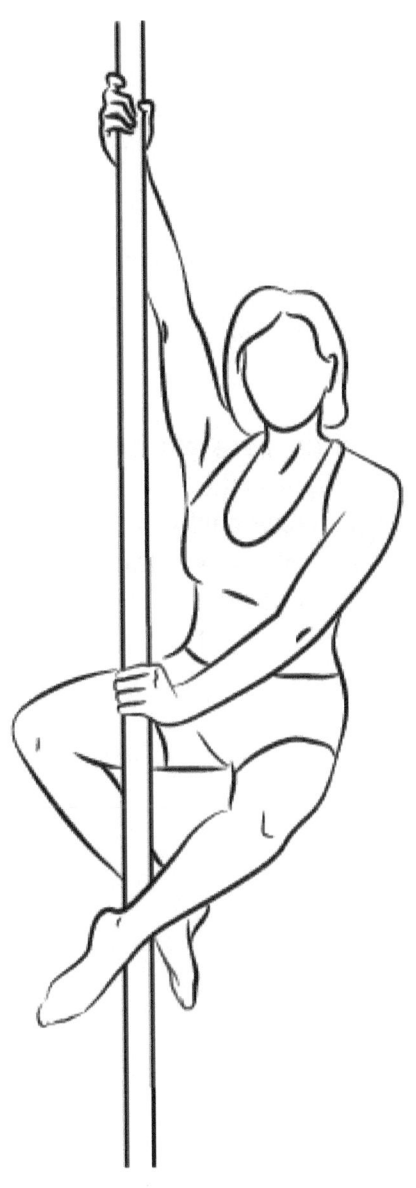

Ahora comenzarás a girar, y puedes sujetar el tubo en la posición de escalada similar que ya vimos. También puedes mover tu pierna izquierda un poco hacia adelante. Como regla general, cuanto más alto estén los brazos en la posición inicial, más tiempo girarás, así que si quieres un buen giro largo, intenta mantenerlos en la posición mencionada sin sacrificar tu agarre.

Una vez que hayas terminado, puedes entonces bajar tus piernas, mover las caderas hacia atrás y regresar a la posición de pie. Desde allí, puedes comenzar a hacer otros movimientos de transición, u otros giros y escaladas, que veremos más adelante.

El giro de Bombero es divertido para ayudar a aquellos que temen elevarse del suelo. Si también tienes miedo a ir rápido, intenta esto un par de veces con el fin de perfeccionarlo. Si quieres ir un poco más rápido, antes de dar la vuelta a tu pierna y saltar desde tu pierna interior hacia el tubo, da un par de pasos alrededor de él primero. Esta es una gran manera de conseguir un buen impulso, y también puede hacer que el movimiento se vea mucho más atractivo.

Cómo Hacer Deslizamientos para Principiantes

Una parte sexy del pole dance son los deslizamientos que puedes intentar. Hay tantos para elegir, y un montón de técnicas para principiantes que te permiten enlazar con movimientos de transición e incluso trabajo de piso. Si buscas enriquecer tus combinaciones, para tener un movimiento aún más fluido, intenta estos deslizamientos para principiantes. Son súper simples y pueden hacer que cualquier combinación de pole dance se vea aún mejor.

Podrías preguntarte si hay una diferencia entre deslizamiento y transición, y en un sentido, un deslizamiento es una forma de transición, pero éstos no tienen tanta rotación y "meneo" de cadera. Deslizarse contra el tubo a veces puede ser difícil de mantener, especialmente para un principiante. A menudo, el control de mover las piernas hacia arriba y hacia abajo de esta manera es el verdadero truco. Aprenderás algunos deslizamientos en este capítulo, lo suficiente para empezar y permitirte usarlos en tus combinaciones.

Deslizamiento de espalda o *Backslide*

El *Backslide* es el primer deslizamiento que debes aprender, y podría tomarte un poco acostumbrarte. Al principio podrías sentirte como si estuvieras cayendo, pero no te asustes, en lugar de eso trata de sostener el tubo, manteniendo un agarre exacto mientras lo haces. Para empezar, debes tener la espalda contra el tubo, con los dos brazos rectos y sosteniendo el tubo detrás de tu cuerpo. Tu cuerpo debe comenzar erguido. Puedes poner una mano encima de la otra, o simplemente ambas en el mismo nivel.

Lleva una pierna hacia adelante, manteniendo los dedos de los pies completamente en punta. A continuación, deslízate hacia abajo mientras comienzas a doblar la pierna de apoyo. Idealmente, elije la pierna dominante para deslizar hacia abajo mientras que la pierna más débil está allí para sostener. Puede que te resbales y te caigas al principio, pero si trabajas para mantener un movimiento lento y controlado, deberías estar bien.

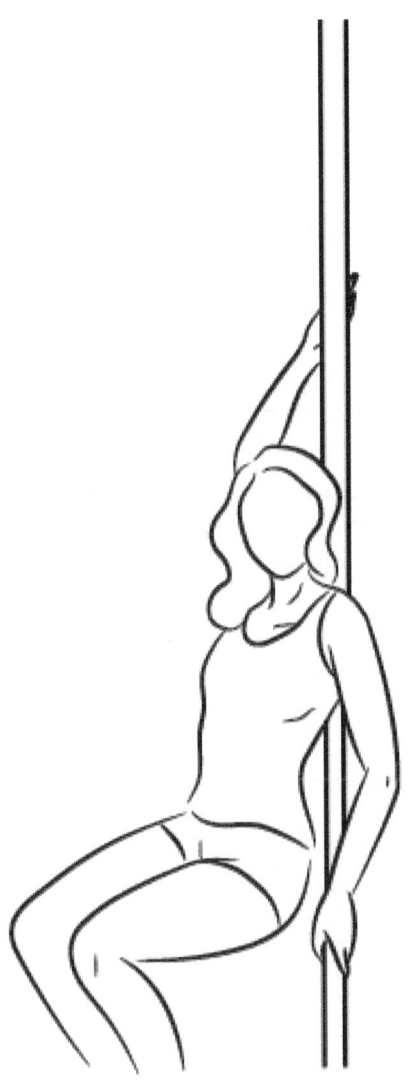

Deslizamiento de Sentadilla

Si te gusta hacer sentadillas, pero también quieres incorporarlas en tu rutina de *pole*, adivina qué: puedes hacerlo. Este es un buen paso para ayudarte a sentir el ardor muscular en muslos y trasero, y a la vez te permite aprender un movimiento sexy de pole dance.

Para comenzar, debes estar en la misma posición que antes, de pie con la espalda contra el tubo. Esta vez, extiende tus piernas hacia fuera, separándolas casi tan lejos como las puedas llevar. Ahora comienza a bajar tu cuerpo, doblando las rodillas como al hacer una sentadilla, a medida que comienzas a deslizarte hacia abajo. Una vez que hayas alcanzado un nivel con el que te sientas cómoda, puedes poner las manos sobre las rodillas. Si quieres que se vea sexy, puedes sostener el tubo detrás de ti mientras una mano está a tu lado. Para volver a subir, simplemente pasa de la posición de cuclillas hasta la posición normal en que estabas antes, tal vez moviendo tus caderas para un toque sexy.

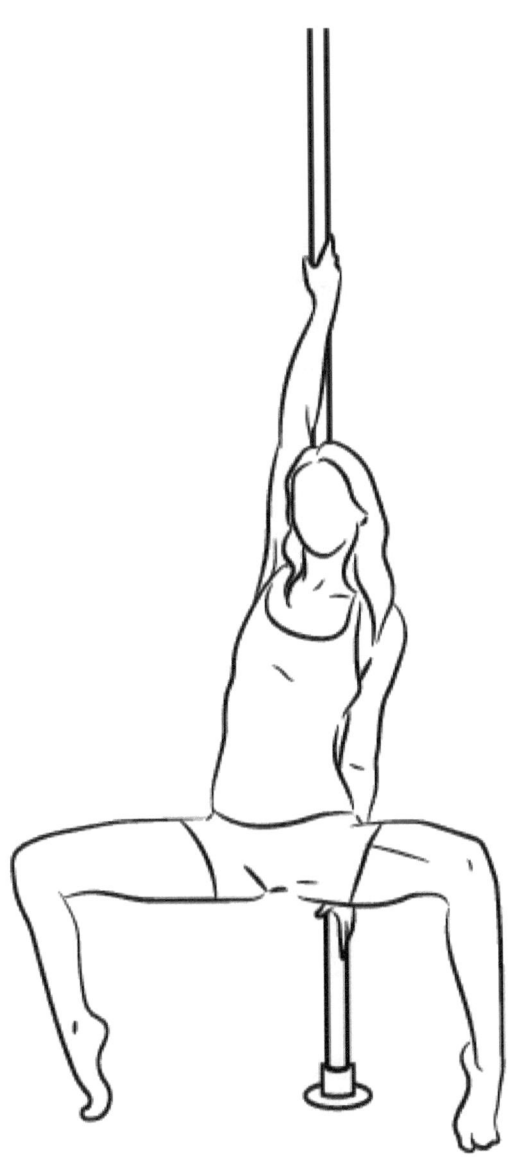

Deslizamiento de Conejito

Este es otro deslizamiento simple por el tubo, pero esta vez, sin tocarlo. Este es un movimiento más controlado y más lento, para hacer que tenga un mayor aspecto de fluidez. Para hacerlo, puedes empezar poniéndote de pie una vez más con la espalda contra el tubo y los brazos en los muslos. Luego, comienza a bajar los muslos y a deslizarte hacia abajo, entrando casi en una posición agachada. Sin duda sentirás arder los músculos de tus muslos mientras haces esto, así que asegúrate de ir lentamente. Puedes agarrar el tubo si comienzas a sentir que estás perdiendo el balance al hacer este movimiento.

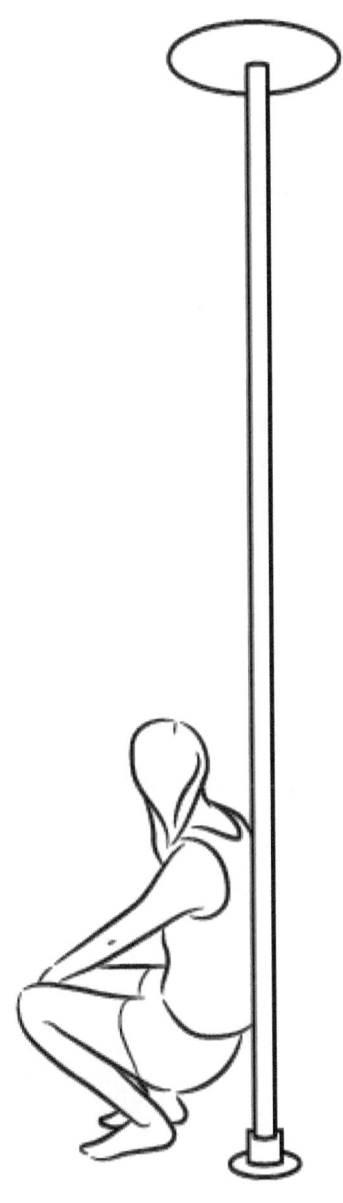

Deslizamiento de Zancada o "Lunge"

Si te gusta hacer *lunges*, entonces este es el deslizamiento para ti. Si alguna vez has hecho un *lunge* "cruzado" en el gimnasio, este movimiento es de naturaleza similar. Comienzas con tu cuerpo erguido, de espalda al tubo, sosteniéndolo con un brazo. Asegúrate de que este brazo está detrás de ti, agarrándolo casi por encima de tu cabeza desde atrás. Puedes tener el otro brazo a tu lado, o para más apoyo, agarrar el tubo justo a nivel de la espalda media. Desde allí, comienza a empujar hacia afuera, hacia un lado del tubo, la pierna opuesta a tu mano dominante. Debes mantener en punta los dedos del pie que estás extendiendo, a medida que resbalas hacia abajo a un nivel cómodo de *lunge*. Mantén doblada la rodilla de la pierna de apoyo. Puedes mantener la pierna de apoyo en punta también, una vez que te familiarices con el movimiento. Para salir de la pose, simplemente desliza esa pierna hacia arriba.

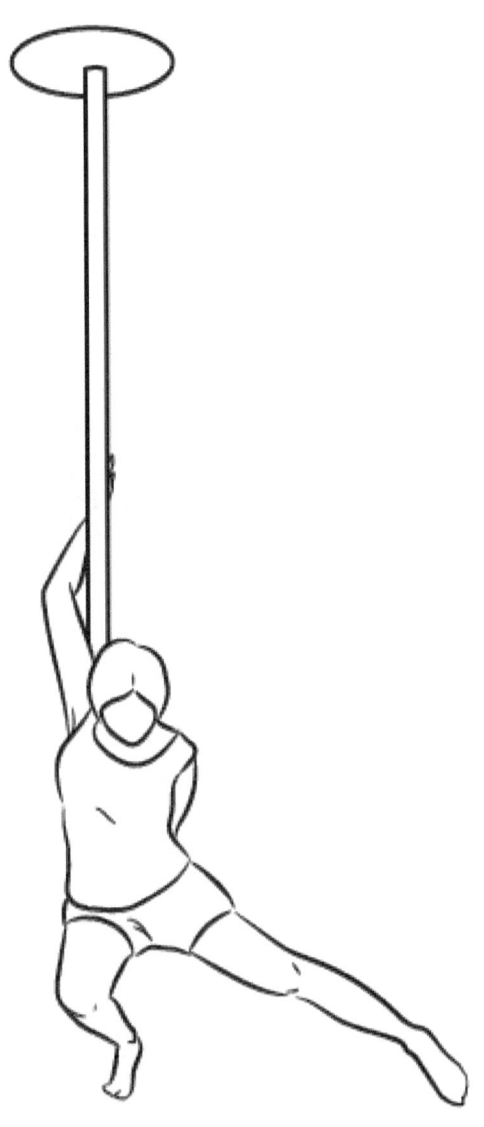

Deslizamiento de Hombro

Esta es una especie de variación de un deslizamiento de pierna, pero en lugar de tener sólo los brazos para sujetarte, la mayor parte recaerá en tu hombro. Para comenzar, mantén tu cuerpo recto con la espalda contra el tubo y ambos brazos sujetándolo desde atrás, por encima de tu cabeza. Empieza a deslizar los pies hacia adelante lo más que puedas, con una pierna doblada y la otra estirada. Debes tener tus hombros contra el poste, descansando allí.

A partir de ahí, empieza a deslizarte de manera controlada sobre tus hombros. Asegúrate de tener una de tus piernas rectas y una de ellas doblada. Idealmente, la pierna dominante es la que se debe utilizar para ayudar a apoyarse inicialmente, pero puedes practicar con cada una a medida que avanzas. Asegúrate de mantener las caderas hacia arriba y la espalda neutra al hacer esto, ya que no sólo ayudará a darte un buen estiramiento, también hará que el movimiento se vea mucho más sexy.

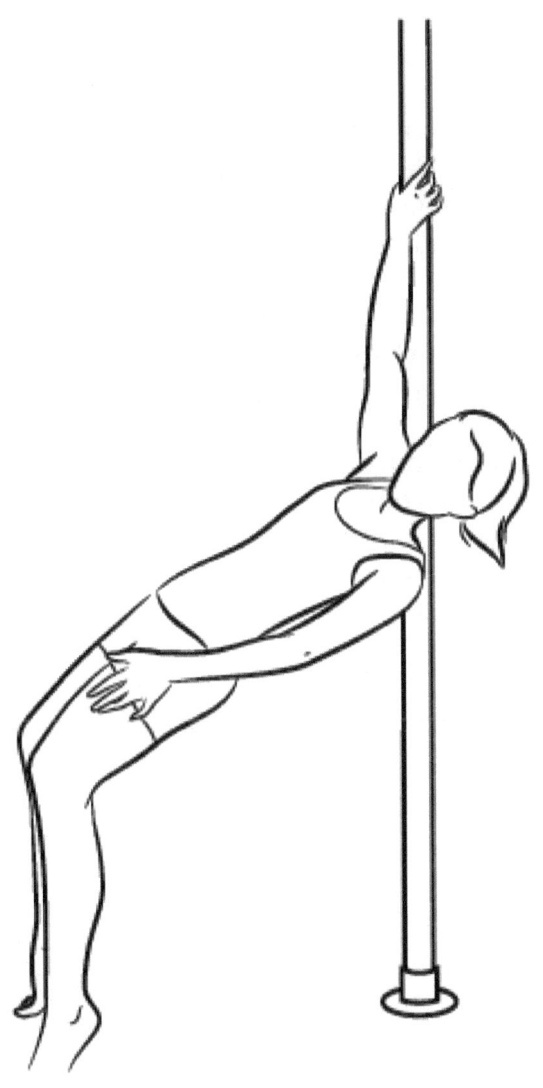

Enhebrar la Aguja

Esta es otra variación del deslizamiento de *lunge*, como el mencionado anteriormente. Para hacer esto, debes comenzar una vez más en la posición de pie con tu espalda contra el tubo. Tu brazo debe sujetar el tubo detrás de ti. En este caso, en lugar de simplemente deslizar la pierna opuesta hacia fuera, moverás la pierna del lado de la mano de apoyo, empujándola detrás de la otra pierna y deslizándola hacia afuera ligeramente. Debes mantener en punta la pierna que extiendas y la que no, debe estar doblada y servir de apoyo. Ahora puedes deslizarte lentamente hacia abajo por el tubo. Este es probablemente el deslizamiento más difícil mencionado en este capítulo, así que intenta dominar los otros, especialmente el de *lunge*, antes de abordar este. Sin embargo, una vez que lo hagas, te darás cuenta de lo bonito que se ve.

Estos deslizamientos son una gran manera de ayudarte a desarrollar fuerza, dándote la oportunidad de aprender movimientos controlados, mientras mantienes los dedos de los pies en punta. Es importante aprender ambas habilidades antes de intentar movimientos más difíciles, así que tómate tu tiempo y practica éstos antes de seguir adelante.

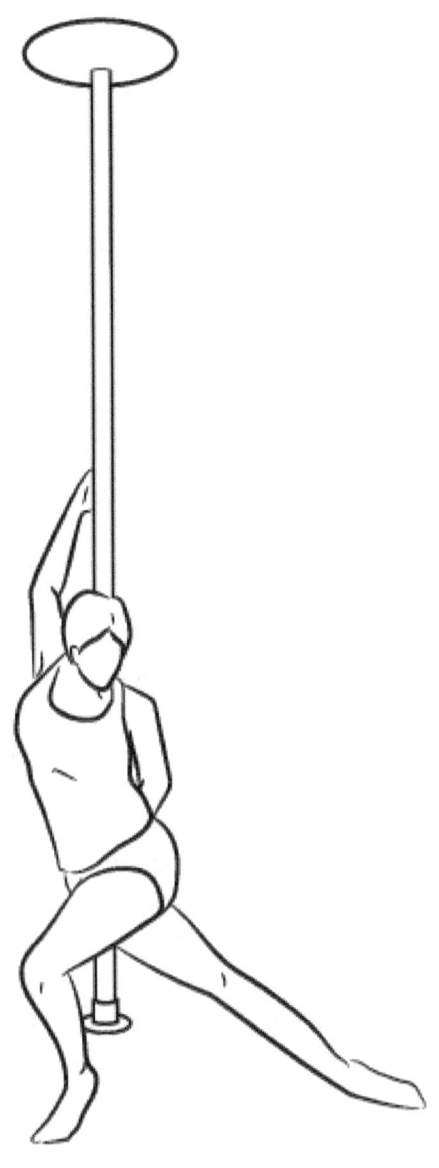

Movimientos de Transición y cómo hacerlos

Los movimientos de transición son excelentes para desarrollar tus habilidades de pole dance. Son perfectos para quienes aún no tienen suficiente fuerza. Con frecuencia usas músculos que normalmente no usas, y estos movimientos son buenos no sólo para pasar de un movimiento a otro, sino también para ayudarte a sentirte sexy. Este capítulo repasará los movimientos de transición, lo que son y algunos para ayudarte a comenzar.

Qué son los Movimientos de Transición

Esencialmente, los movimientos de transición son aquellos que permiten la transición de un movimiento a otro. Por ejemplo, digamos que vas de un movimiento giratorio a una escalada. Cuando completes el giro, podrías darte cuenta de que se ve incómodo entre un movimiento y otro, y si estás pensando en hacer esto para presentación, es obvio para el público cuando vas a hacer uno y luego el otro, si no tienes un movimiento apropiado de transición. También se crea un espacio en blanco en tu rutina, que podría ser llenado por uno de estos movimientos.

Estos movimientos de transición son tan simples que cualquier persona, principiante o veterano, puede hacerlos. Hay tantos movimientos de transición, que se cubrirán en otros niveles también, pero con el propósito de aprender movimientos de principiantes, este capítulo repasará sólo algunos de ellos para ayudarte a crear grandes combinaciones.

No sólo eso, son geniales para aprender una vez que sientas que los músculos de tus brazos arden un poco después de hacer un montón de escaladas y giros. Claro, podrías practicar todo el día y la noche, pero la adición de algunos movimientos de transición aquí y allá hace combinaciones más suaves y elegantes.

Body Wave o La Onda

Este es el movimiento de transición más fácil y mejor para cualquier principiante que esté intentando perfeccionar una forma de transición entre giros y escaladas. Es muy simple, y no requiere de mucho. Además, si echas la cabeza hacia atrás y levantas tu trasero, acabarás luciendo realmente sexy.

Para realizarlo, termina tu vuelta, y de allí, comienza a enderezarte hacia arriba. Debes empujar tu pecho en dirección al tubo y después echar tus caderas hacia atrás, seguidas de tus hombros, y después mover las caderas adelante una vez más. Repítelo una y otra vez. Te puede parecer un poco raro al principio, pero empiezas a hacerlo de una manera más fluida en lugar de solo un montón de movimientos separados, y se crea un tipo de movimiento ondulado y puede verse realmente sexy.

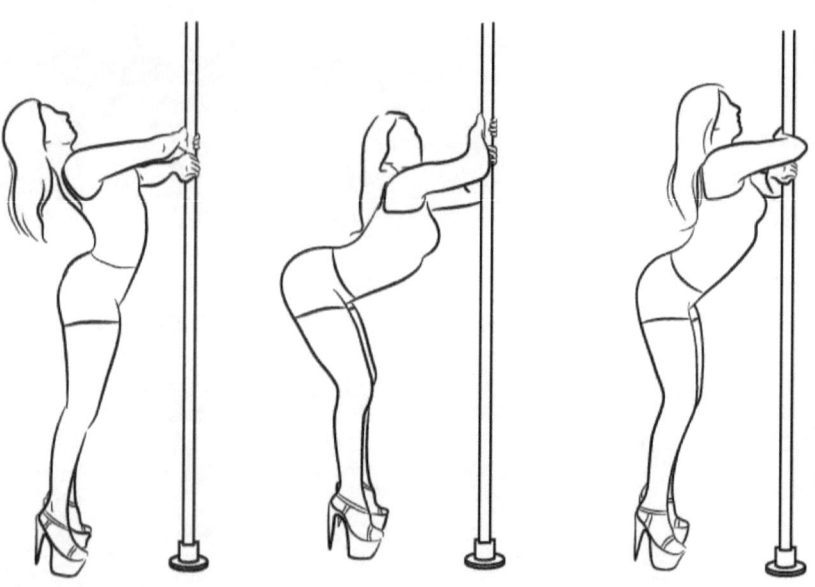

Backwards Wiggle o Serpentina de espaldas

Este es bueno para intentar después de hacer una caminata básica alrededor del tubo, si deseas agregar un poco de sensualidad a tu combinación. Para hacerlo, párate derecha tocando el tubo con tu espalda. A continuación, debes tomarlo con ambas manos. Luego, mueve tus caderas de un lado a otro mientras comienzas a bajar tu cuerpo hasta casi una posición de cuclillas. Debes parar cuando tus muslos estén en un ángulo de aproximadamente 90 grados. Desde allí, puedes mover las manos hacia abajo, empujar con ellas las rodillas hacia afuera por un momento, y cerrarlas de nuevo mientras te pones de pie.

Para futuras combinaciones, especialmente las más avanzadas, este es un paso de transición perfecto hacia otras monturas o figuras y es una gran transición para principiantes, que hace cualquier combinación mucho más sexy.

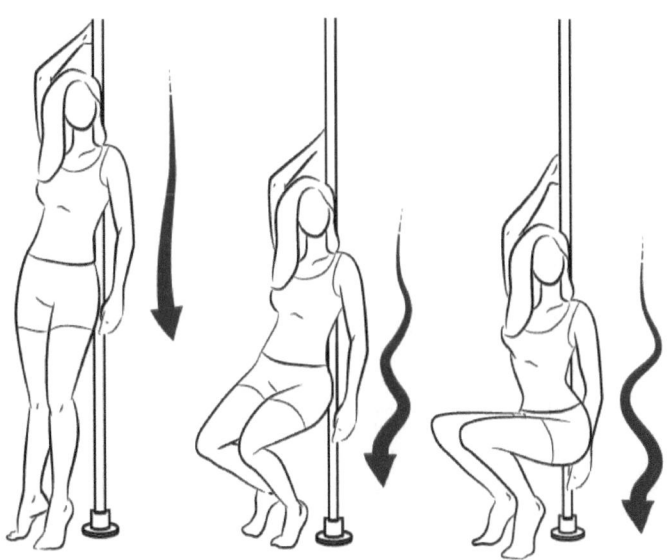

Pole Wiggles o Serpentina

Puede que al leerlo parezca tonto, pero este es otro gran movimiento de transición para quienes buscan probar algo entre un giro y una escalada. Para hacerlo, debes estar de frente al tubo con los pies en cada lado, separados un poco menos que la anchura de los hombros. Sostén el tubo con tu mano dominante, apenas por debajo de tu cabeza. Mueve tus caderas de un lado a otro hasta que te hayas agachado. Una vez que estés agachada, puedes empujar tu pierna dominante hacia arriba, hacer punta de pies, y luego mover las caderas hacia atrás y empezar a empujar hasta que estés de pie una vez más.

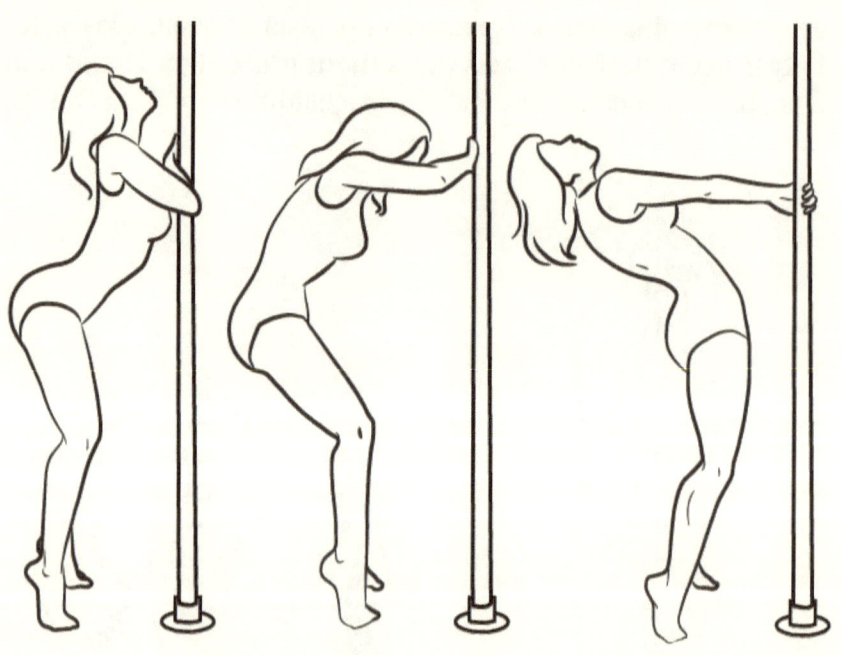

Hip Circles

Esta es una variación del *Pole Wiggle*, en la que se está de pie una vez más con la espalda hacia el tubo y tus manos, ya sea por encima de tu cabeza o en tus caderas. Desde allí, simplemente mueve las caderas en un círculo a medida que te desplazas por el tubo. Este es un movimiento de transición muy simple, pero eficaz especialmente para cualquier movimiento de hombro más adelante.

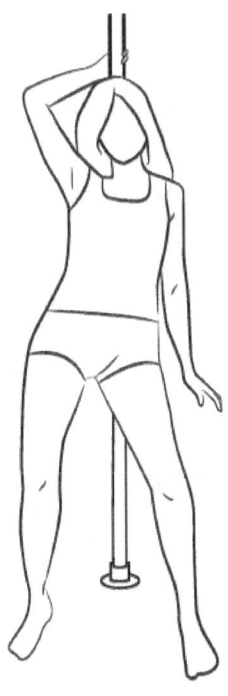

Pole Frisking

Esta es otra variante del *Wiggle* o "meneo" básico, ya que comienzas en la misma posición frente al tubo, sujetándolo con ambas manos como apoyo. Ahora flexiona las rodillas ligeramente hacia adelante y hacia atrás, moviéndolas de manera acentuada. Debes también doblarte por la cintura, moviendo tu cuerpo y tus manos hacia abajo por el tubo. Este es un tipo de transición simple pero muy eficaz, y no sólo eso; también agrega extra sensualidad.

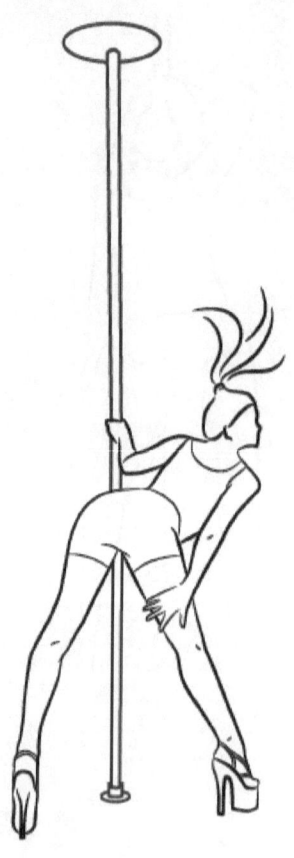

Puente de rodillas

Este es un buen paso si estás en el suelo y quieres volver a ponerte de pie sin que parezca incómodo. Para hacer esto, necesitas estar de rodillas sobre el piso. Ten las puntas de los pies juntas, pero las rodillas separadas un poco. Desde allí, inclina la espalda lo más que puedas hacia atrás, agarrando el tubo si así lo deseas. A continuación, envuelve tus manos alrededor de él, impúlsate hacia arriba, y pasa al siguiente movimiento. Esta es una excelente manera de construir fuerza en brazos y abdomen, así como para mejorar la flexibilidad.

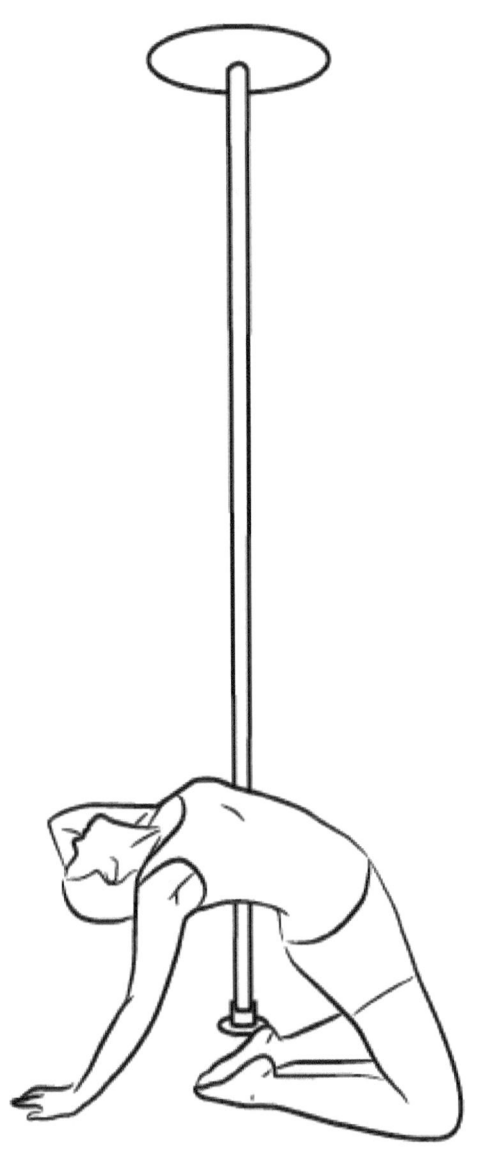

Puente de hombros

Esta es otra gran transición de flexibilidad. Para hacerla, necesitas estar en el suelo. Mueve los pies hacia arriba para que los dedos de tus pies estén en punta y las rodillas estén dobladas, como un movimiento de puente. A continuación, extiende ambos brazos contra el suelo a cada lado de tu cuerpo, con las palmas hacia abajo, y sostén allí la pose con los hombros. Puedes agarrar el tubo y levantarte desde ahí. Este es otro gran movimiento para ayudar a incrementar fuerza, y hacer que se vea sexy.

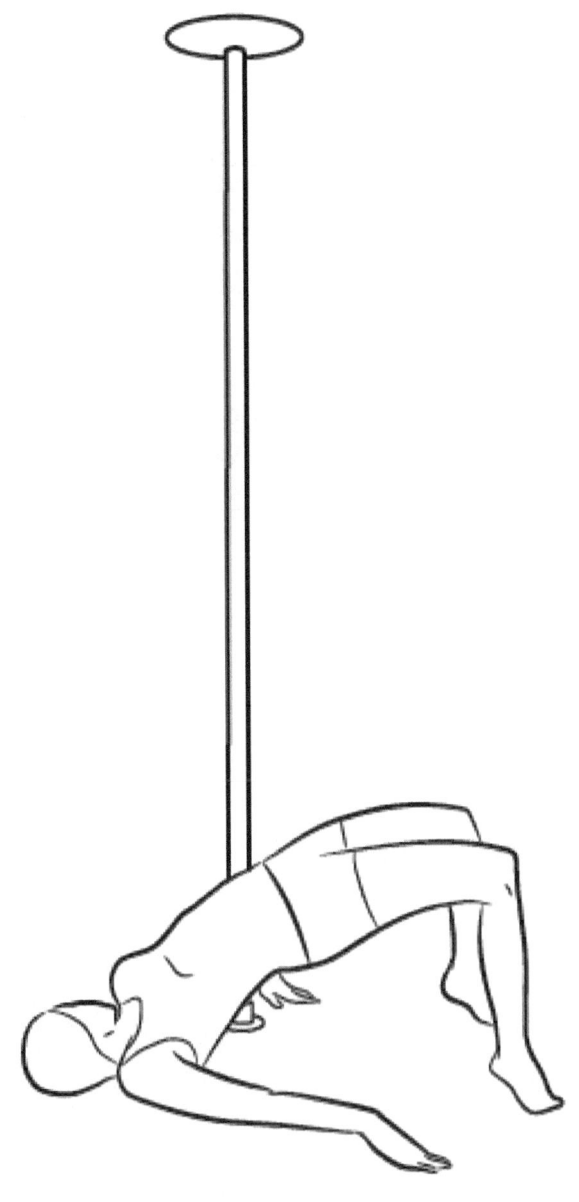

Clock Legs o Piernas de Reloj

Este es otro movimiento de transición sexy y divertido, que también se verá muy bien una vez que lo domines. Para hacerlo, necesitas reclinar tu cuerpo hacia atrás sobre tus codos, con tu espalda y trasero contra el suelo. Eleva tus piernas rectas hacia el cielo y mantén los dedos de los pies en punta. Debes mantener las rodillas juntas. A continuación, puedes doblar una pierna a la vez y girar en sentido horario. El verdadero truco con este movimiento, sin embargo, es mantener las piernas en punta.

Un problema común con muchos que se inician en pole dance es que no mantienen los dedos de sus pies en punta. "Hacer punta de pies" permite un movimiento más hermoso y fluido de las piernas, y evita que se vea discorde o torpe. Asegúrate de, cada vez que hagas un movimiento, esforzarte por mantener los dedos de los pies en punta a menos que se especifique lo contrario.

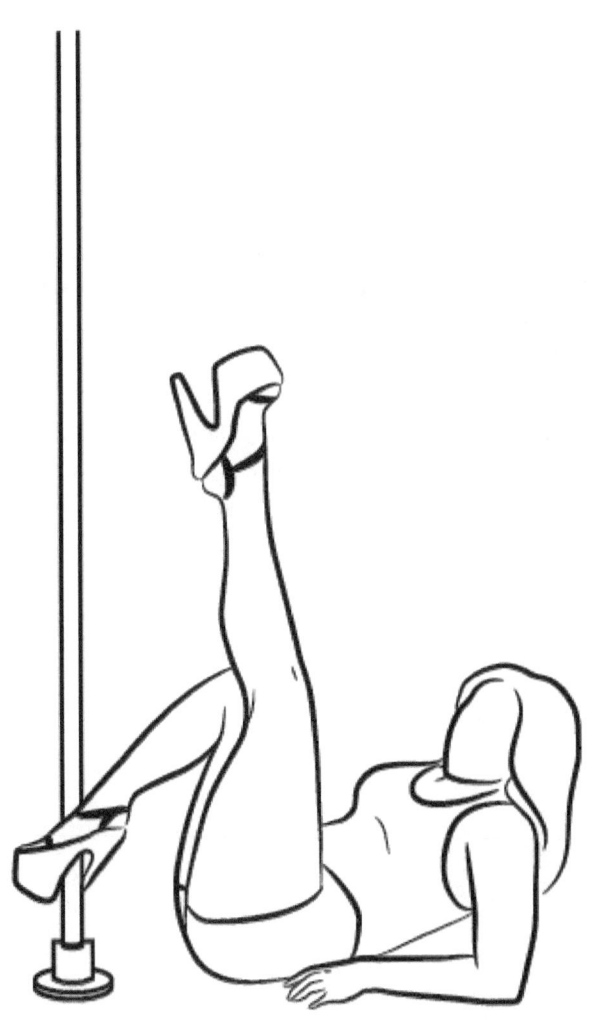

Log Roll o Vuelta de Tronco

El último movimiento de transición que abordaremos es el *Log Roll*. Debes estar sobre tu espalda en el suelo, cerca del tubo. Sujétalo con tus manos, manteniendo un agarre muy fuerte. Ahora valiéndote de tus brazos, gira tu torso hacia el otro lado del tubo, manteniendo los dedos en punta y también la posición recta. Algo muy similar a una plancha o *plank*. Esta es una gran manera de mejorar la fuerza abdominal también, que es algo integral para el pole dance.

Estos movimientos de transición son grandiosos para quienes inician su experiencia de pole dance. No sólo eso, usarlos junto a giros variados y otras combinaciones te permitirá tener una rutina aún mejor, y te hará sentir no sólo más segura sino también más sexy.

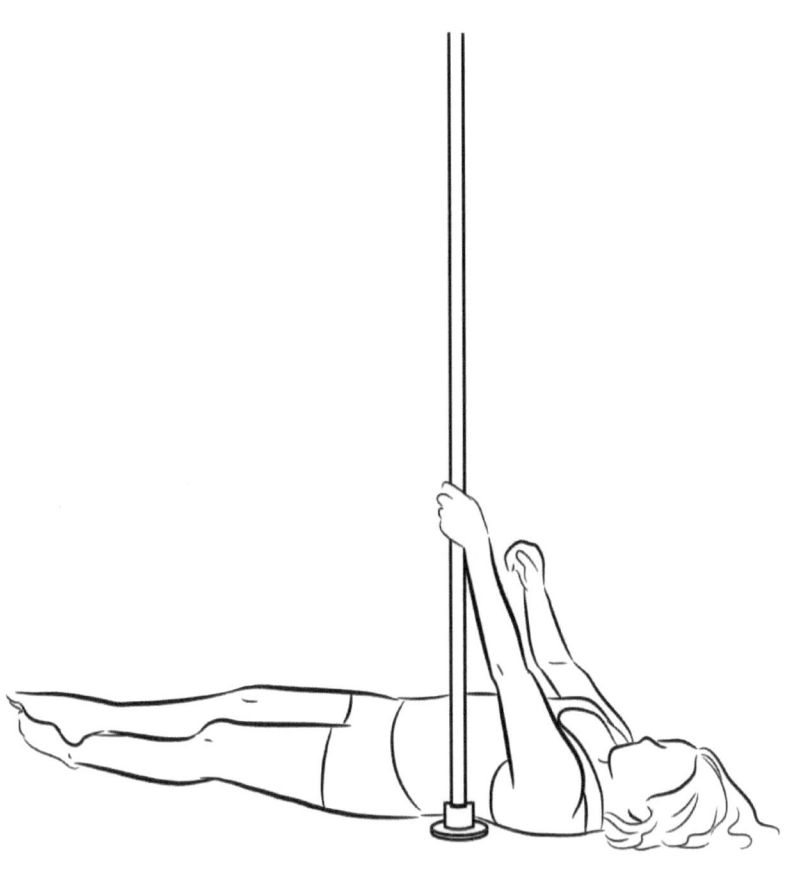

Más movimientos de principiante para perfeccionar y aprender

Hay muchos movimientos para principiantes, pero estos son los mejores para empezar. Aprenderlos hará que tus habilidades de pole dance brillen, y aunque toma un poco acostumbrarse, sin duda disfrutarás cada uno de ellos una vez que los domines.

Giro de Gancho

Comienzas moviéndote hacia adelante alrededor del tubo, sosteniéndolo con tu brazo "interior" (aquel más cercano al tubo). Desde allí, engancha tu pierna interior contra la zona delantera del poste y sujétalo también con tu brazo exterior. Ahora, puedes subir la pierna exterior y flexionarla en igual posición a la otra. Es un poco incómodo al principio y puede tomar un minuto acostumbrarse, pero una vez que lo hagas, este giro de principiante trae toneladas de diversión.

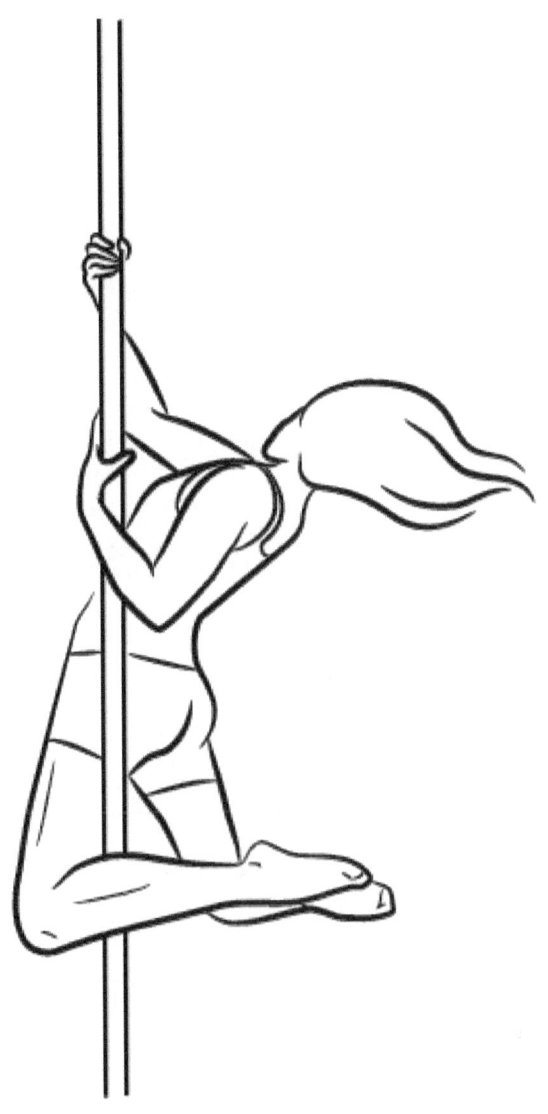

Martini

Este es otro gran giro que es perfecto para cualquier principiante. Para empezar, debes caminar hacia adelante alrededor del tubo, asegurándote de agarrarlo con tu brazo interior. A continuación, lleva tu pierna interior al frente y tu brazo exterior, sobre el tubo. Ahora, trae tu pierna exterior también al tubo. Finalmente, debes extender tu pierna y tenerla en ángulo de una manera ascendente. Asegúrate de tener en punta los dedos de los pies mientras haces esto, para obtener los mejores resultados.

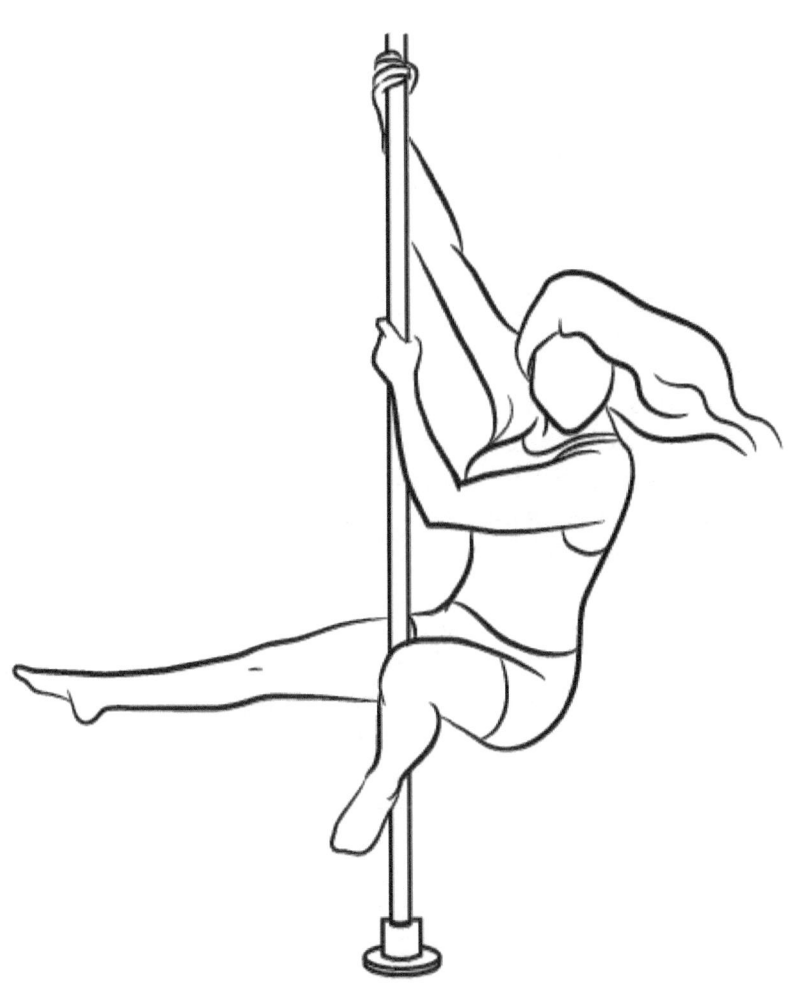

Giro de Silla

La Silla es un movimiento de principiante que parece engañosamente fácil, pero en realidad es un medio para realmente aumentar tu fuerza. Necesitas tener fuerza en los músculos deltoides para hacer esto, ya que estarás sosteniendo tu peso corporal en uno de tus brazos, y te mantendrás alejada del tubo con la otra mano.

Para comenzar párate junto al tubo, levanta tu brazo dominante, y aférralo con tu mano, con la palma hacia ti. Luego sujeta el tubo con tu mano exterior, cerca de la otra. A continuación, empújate hacia arriba, manteniendo las dos piernas juntas y flexionadas, y esfuérzate por mantenerte allí sin tocar el tubo con tu cuerpo. Inicialmente, es probable que necesites el contacto para mantener el agarre, pero una vez que te vuelvas más fuerte, serás capaz de mantenerte más lejos, lo que te permitirá crear un bonito giro.

Para hacer que el movimiento luzca realmente limpio, debes asegurarte de tener las rodillas dobladas, e intentar hacer que tu cuerpo esté ligeramente horizontal una vez que hayas dominado los movimientos iniciales. Se necesita un poco de habilidad, pero una vez que logres mantener la pose, no tendrás problemas.

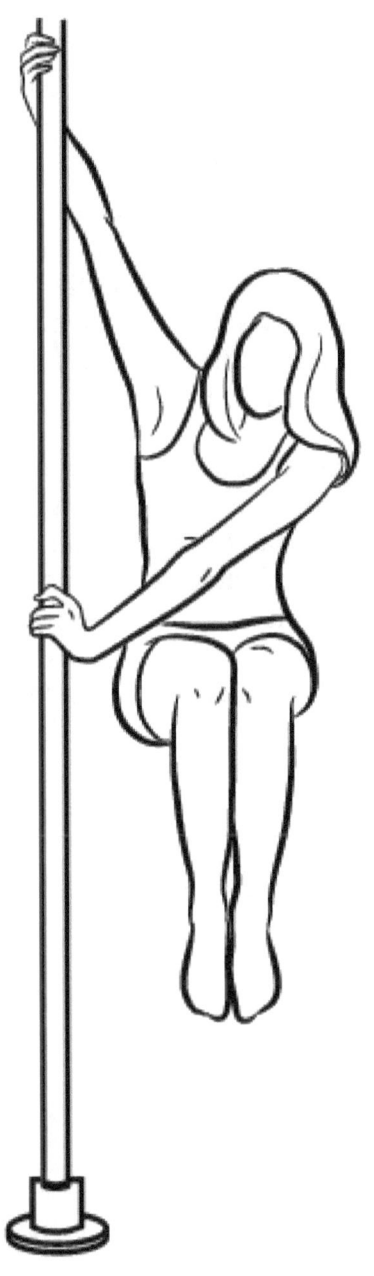

Giro en Pike

Esta es esencialmente una variación de la Silla. En vez de doblarlas, estarás extendiendo tus piernas y sosteniéndolas allí. Para ello, debes asegurarte de que tienes tu mano dominante en el tubo como antes, con los hombros hacia abajo y trabajando. Debes utilizar la pierna exterior para empujarte hacia arriba, sosteniendo tu cuerpo allí mientras te mueves hacia afuera del tubo en una amplia curva. Una vez que estés girando, debes utilizar tu mano interior para mantener tu cuerpo alejado del tubo. No debes agarrar el tubo con esta mano, ya que va a traer tu cuerpo cerca y el giro no va a salir bien.

Después del despegue debes mantener las piernas de inmediato juntas, extendidas, y con los pies en punta (a esta pose se le llama *Pike*). Puedes mantener este giro en marcha, y una vez que decidas terminar, puedes pasar a una Silla con los pies plantados. Puedes seguir haciendo esto, una y otra vez, trabajando para mantener tu cuerpo lejos del tubo. Este es un gran paso para fortalecer tu núcleo o *core*, los flexores de las caderas, e incluso ayudar a desarrollar fuerza en las piernas si así lo deseas. Es un divertido movimiento, básico y relativamente fácil de aprender.

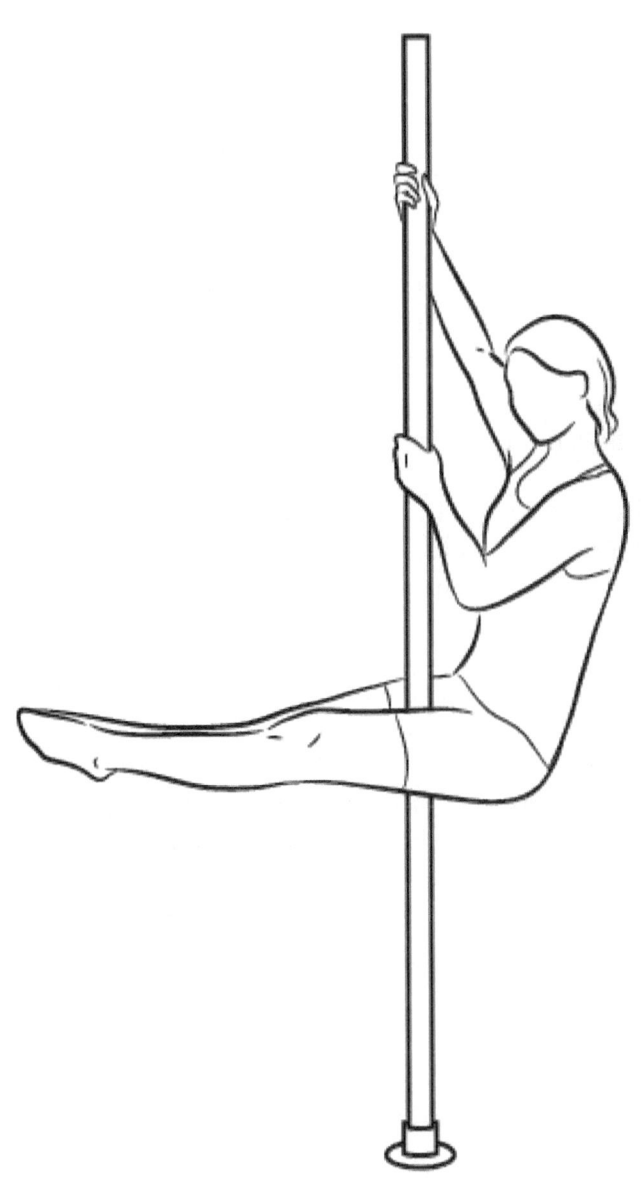

Gancho Atrás

También se le llama "giro de Diosa". Para empezar, debes comenzar a caminar alrededor del tubo, envolviéndolo con la parte de atrás de tu pierna, y desde allí, pivotar tu cuerpo, continuando hasta casi dejarte caer. Ahora puedes agarrar el tubo con las piernas, dejando caer poco a poco tu cuerpo.

Esto es un giro mucho más difícil que el de Gancho hacia adelante, porque a menudo, muchos principiantes tienen miedo de caer del tubo. Es importante que aprendas el giro básico de Gancho frontal antes de intentar este, ya que es un poco más difícil dejar que tu cuerpo simplemente caiga cuando te mueves hacia atrás.

Lo más importante a recordar, es no agarrar el tubo con mucha fuerza cuando muevas tu cuerpo hacia abajo. Debes sujetarte lo suficiente como para crear un movimiento fluido. Imagínate que sostienes un vaso, y luego te dejas llevar.

Contrario a lo antes dicho, en realidad deberías usar pantalones de yoga para éste movimiento. La razón es que ayudará a evitar que te adhieras demasiado al tubo. Obviamente, si es parte de una rutina, no podrás cambiarte los pantalones, pero para practicar, y ayudarte a sentir más confianza ante caídas, trata de usarlos para hacérselo más fácil a tu cuerpo. Si todavía se te dificulta esto, debes trabajar para fortalecer más tus brazos, núcleo, espalda y hombros. Acondicionar el manguito rotador requerirá bastante entrenamiento de fuerza, así que tenlo en cuenta.

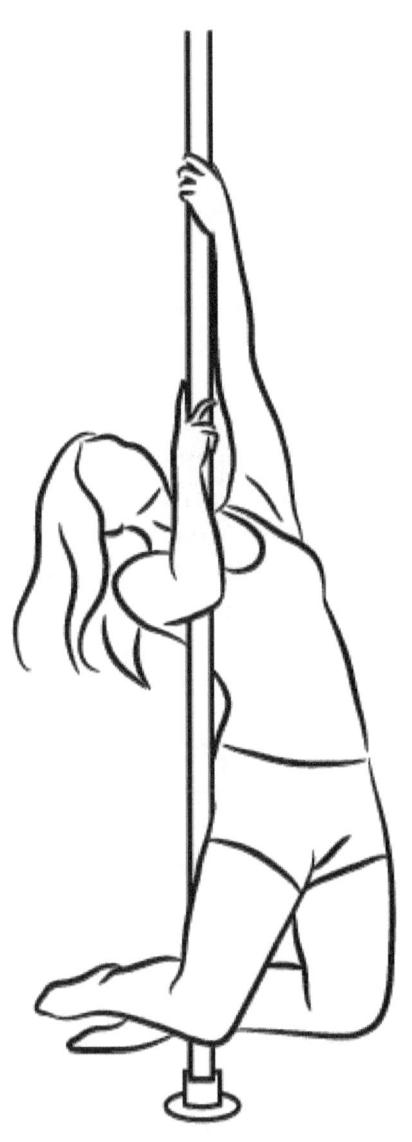

Giro de Gacela o Stag

Este es otro giro que es divertido de hacer. También es conocido como "la Bailarina" o el *Sun Wheel Spin*. Antes de realizarlo, debes aprender giros como el Bombero y La Silla, sobre todo porque para este giro es necesario que tengas fuerza y precisión en los oblicuos. Si no eres capaz de elevar tus piernas hasta esa posición, lo mejor es que fortalezcas tus abdominales primero.

Para ello, se debe aprender en primer lugar la colocación de la pierna. Tu pierna exterior debe sujetar el tubo, justo donde se encuentra el talón de Aquiles. La pierna de atrás deberá estar doblada y hacia afuera, levantada ligeramente. Debes tener la mano interior y más dominante hacia arriba, mientras que la otra mano, más abajo. Para realizarlo, caminas y luego envuelves la pierna exterior alrededor del tubo, sujetándolo con el talón de Aquiles una vez más, y luego levantas la otra pierna. Ahora debes mantenerte allí. Esto podría ser un poco incómodo, simplemente porque no estás acostumbrada. A continuación, debes dejar que tu cuerpo simplemente caiga al suelo de forma natural, lo que te permite deslizarte hacia abajo y luego conectar con un movimiento de transición.

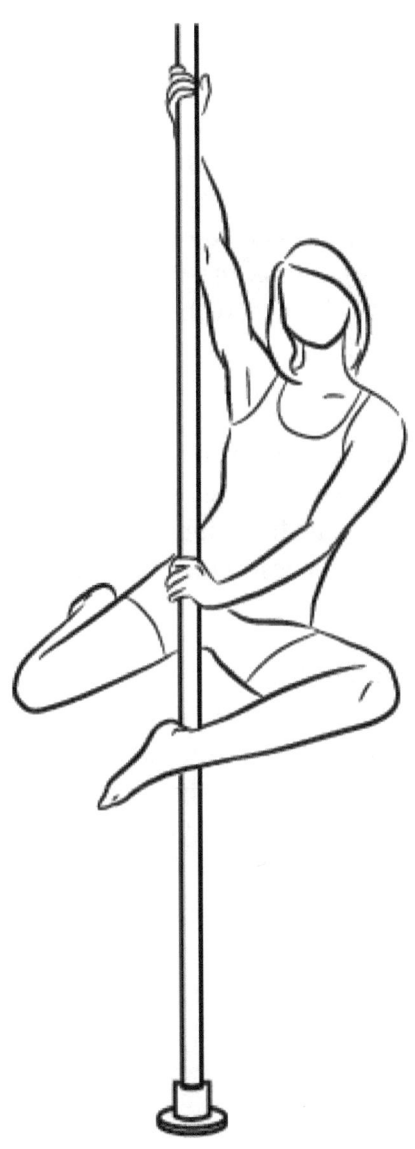

Escalada de Crucifijo

Esta es similar a la escalada básica, pero en lugar de tener las dos piernas rectas, una de ellas está doblada. Comienzas con la mano y pierna dominantes contra el tubo y así, despegas. A continuación, subes la otra, similar a una escalada típica. A partir de ahí, desliza hacia arriba una pierna y luego la otra, sin dejar de hacerlo. Debe moverse la mano dominante primero, y después la mano más débil. Puedes seguir haciendo esto hasta llegar a la cima, mantenerlo allí durante un minuto para construir fuerza y para deslizarte hacia abajo, simplemente relaja un poco el agarre de las piernas, sosteniendo el tubo a medida que desciendes.

Ahora que sabes un poco más sobre los movimientos básicos de pole dance, es el momento de trabajar en ellos, perfeccionarlos y tratar de añadir nuevas transiciones y deslizamientos. Todos estos movimientos de pole dance pueden enriquecerse con cualquier otra transición que aprendas, lo que permite crear unas bonitas combinaciones.

La mejor manera de aprender cualquiera de éstos es enfocarte en un movimiento, empezar a trabajar en él y seguir haciéndolo hasta que comiences a mantenerlo. A menudo, si requiere mucha fuerza abdominal, es posible que no seas capaz de hacerlo de inmediato. Lo mejor que puedes hacer entonces es complementar con trabajo de núcleo, con el fin de ayudar a tu cuerpo a hacer estos movimientos con éxito y sin demasiados problemas. Recuerda, la práctica hace al maestro y el pole dance, desde luego, no es una excepción.

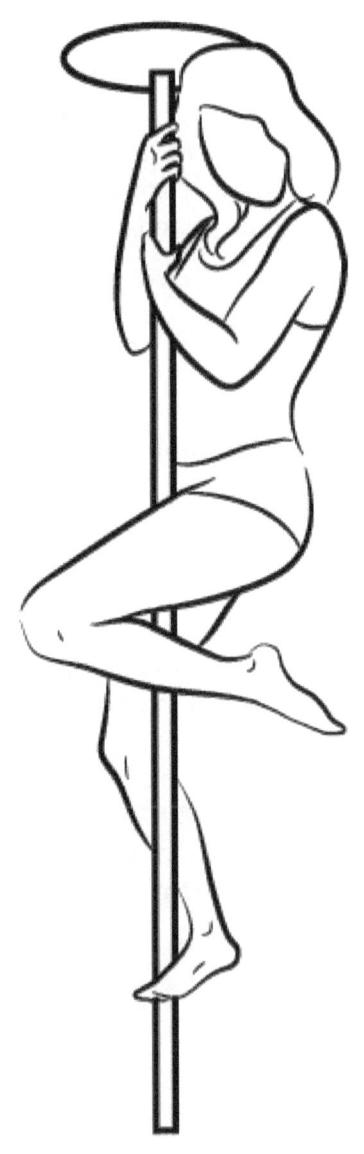

Ahora, ¡a brillar!

Como has podido ver aquí, el pole dance es arte. Es también un ejercicio físico, pero a la vez es un medio creativo, para realmente brillar. Mientras hay quien aún lo asocia con *strippers*, está lejos de ser una actividad exclusiva para este uso, y cualquiera puede practicarla. El *pole fitness* es muy divertido y ciertamente, amarás toda la seguridad y confianza que exudarás en cuanto lo pruebes.

Ahora, el siguiente paso es simple. Lee de nuevo el material cada vez que empieces a trabajar en un nuevo movimiento. Es muy bueno leer todo la primera vez, pero asegúrate de tener el libro a mano antes de iniciar Prepárate bien para lo que estás a punto de hacer y, sólo así, inténtalo. Ten precaución y asegúrate de no vestir con nada resbaladizo, además de evitar la ropa holgada. Prueba todos estos movimientos, y comienza a aprenderlos.

Dicho sea de paso, es probable que no los aprendas de inmediato. La mayoría de estos movimientos para principiantes toman mucha práctica. Recuerdo que cuando empecé, me tomó cerca de treinta minutos lograr sólo el giro de Bombero. Puede ser todo un reto, y tal vez ni siquiera seas capaz de sostenerte arriba más que un par de segundos al principio. Pero no desesperes. En su lugar, sigue trabajando en ello, sigue tratando de avanzar y podrás ver resultados, y cuán lejos has llegado, a medida que continúes la práctica de esta increíble forma de arte.

¿Lista para llevar tu pole dance al siguiente nivel?

Busca *Pole Dance Nivel Intermedio* en Amazon

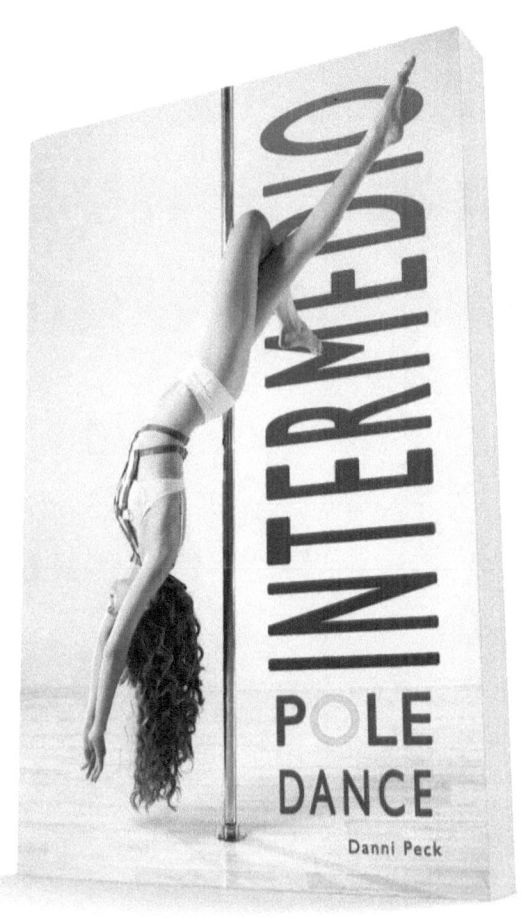